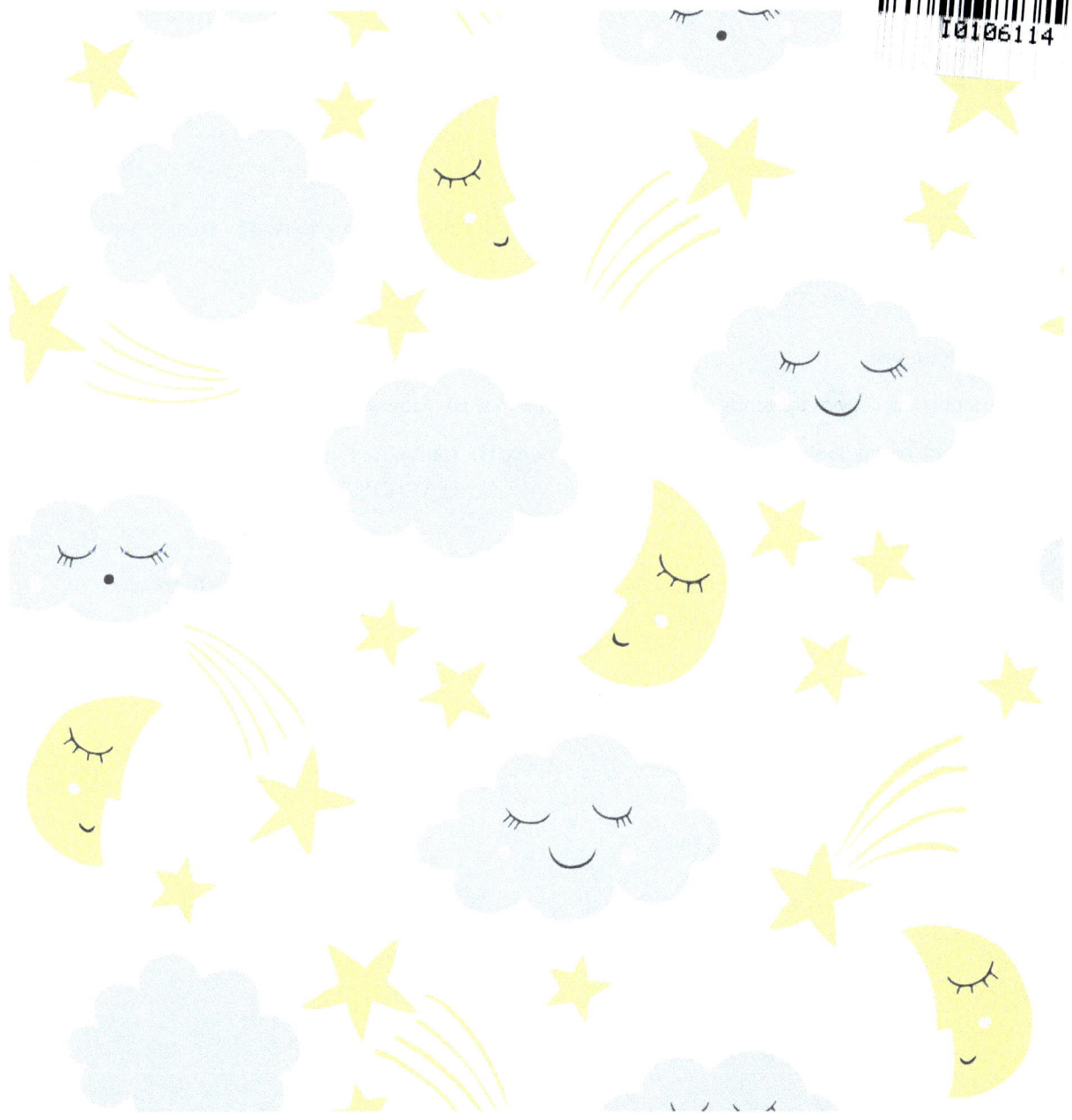

A catalogue record for this work is available from the National Library of Australia.

ISBN 9781922641830

Sneaky Press is the imprint of Sneaky Universe.
www.sneakyuniverse.com
First published in 2023

Sneaky Press
Melbourne, Australia.

El Libro de Datos Aleatorios del Sueño

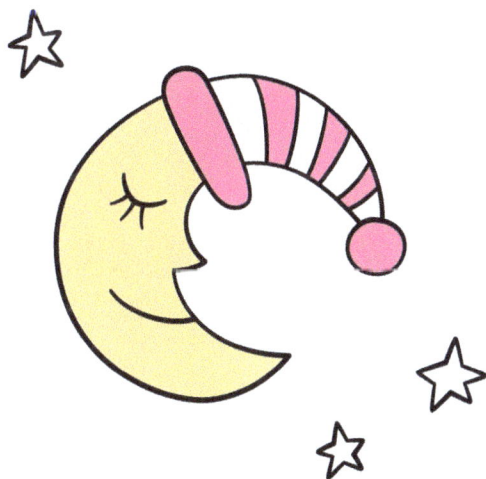

Sneaky Press

Contenido

Por qué dormimos

Todos necesitamos dormir (eventualmente nuestros cuerpos se apagarán y dormirán queramos o no), pero los investigadores aún no están 100% seguros de por qué. Hay 2 teorías principales: la teoría de la restauración y la teoría evolutiva.

La teoría de la restauración sugiere que el sueño proporciona tiempo para ayudarnos a recuperarnos de las actividades durante el tiempo de vigilia que agotan los recursos físicos y mentales del cuerpo.

La teoría de la restauración sugiere que el sueño NREM y REM tienden a tener diferentes efectos restaurativos.

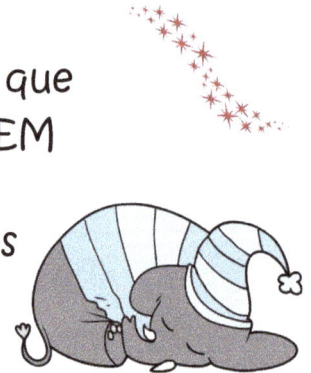

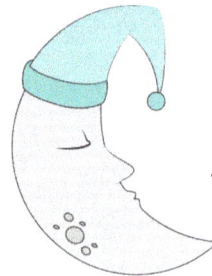

Se considera que el sueño NREM es importante para restaurar y reparar el cuerpo, incluido el crecimiento físico, la reparación de tejidos y la recuperación, especialmente durante las etapas 3 y 4 del NREM, cuando el cerebro está menos activo.

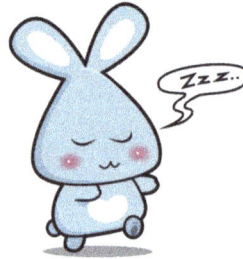

Se cree que el sueño REM puede ayudar en la formación de nuevos recuerdos.

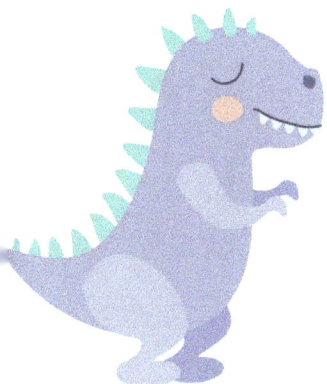

La teoría evolutiva sugiere que la razón por la que dormimos es para evitar que nuestra especie se extinga y mejorar nuestra supervivencia.

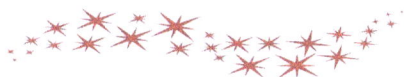

Sugiere que el sueño evolucionó para mejorar nuestra supervivencia como especie al protegernos porque nos hace inactivos durante la parte del día en que es más peligroso moverse.

Según esta teoría, una vez que una persona (o animal) ha satisfecho sus necesidades de supervivencia, como comer, beber, cuidar a sus crías y reproducirse, debe pasar el resto de su tiempo ahorrando energía, oculto y protegido de los depredadores.

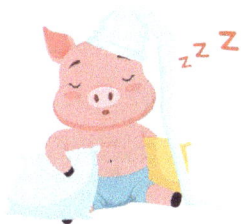

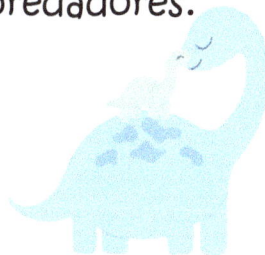

Mientras dormimos, no interactuamos con el entorno y, por lo tanto, es menos probable que atraigamos la atención de posibles depredadores y nos metamos en situaciones peligrosas.

Las etapas del sueño

Durante una noche típica, experimentamos dos tipos muy diferentes de sueño: el sueño NREM (movimiento ocular no rápido) y el sueño REM (movimiento ocular rápido).

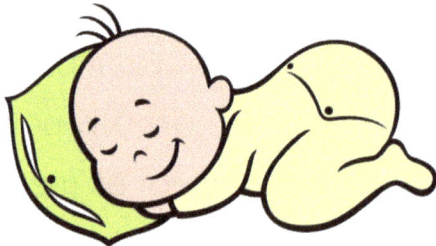

Hay 4 etapas del sueño NREM.

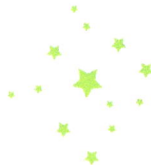

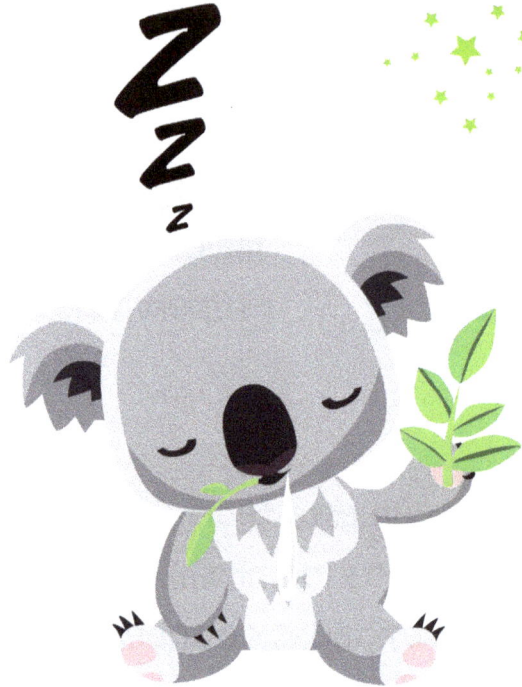

Pasamos alrededor de 3/4 de nuestro tiempo total de sueño en el sueño NREM.

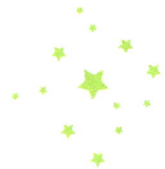

Toma alrededor de 45 a 60 minutos progresar a través del primer ciclo de sueño NREM desde la etapa 1 hasta la etapa 4 antes de que gradualmente volvamos a subir a través de las etapas 3 y 2 hasta el sueño REM.

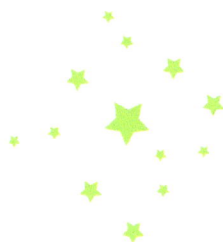

Cada etapa del sueño tiene un patrón distinguible de actividad de ondas cerebrales.

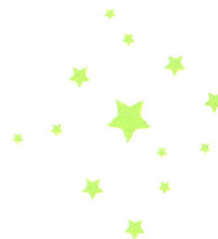

A medida que avanza la noche, tenemos más sueño REM.

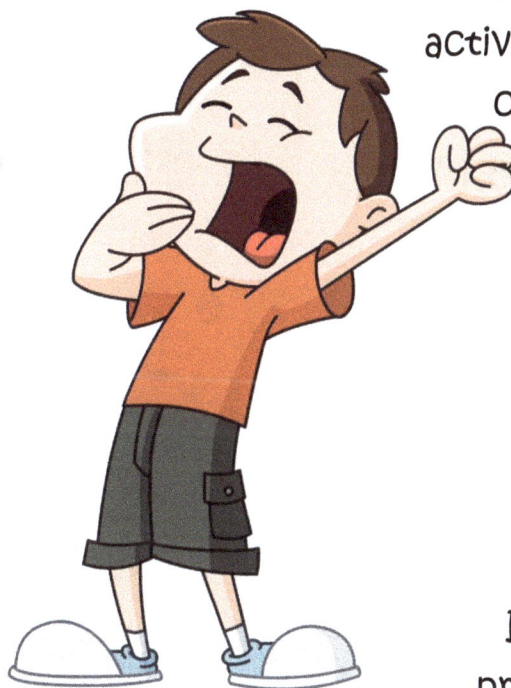

La duración promedio de un ciclo completo de sueño NREM-REM es de aproximadamente 90 minutos.

9

Datos sobre la etapa NREM 1

La mayoría de las personas entran en el sueño a través de la Etapa 1 del NREM.

El punto en el que nos quedamos dormidos se llama Inicio del Sueño.

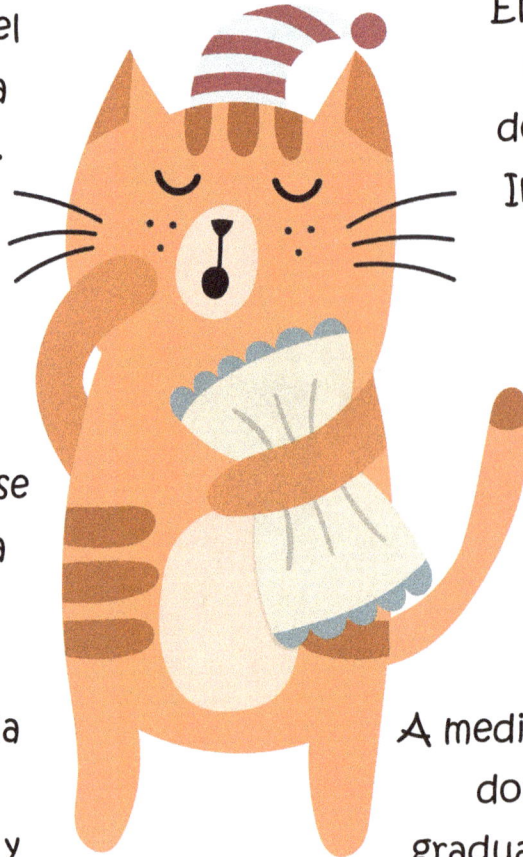

La Etapa 1 del NREM se indica por el cuerpo a través de una disminución en la frecuencia cardíaca, la respiración, la temperatura corporal y los músculos comienzan a relajarse.

A medida que nos quedamos dormidos, perdemos gradualmente la conciencia de nosotros mismos y nuestro entorno.

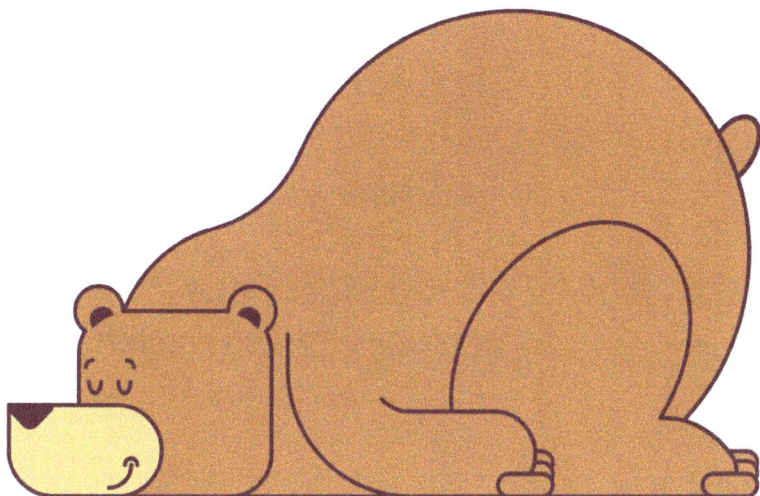

La Etapa 1 del NREM representa aproximadamente el 4 o 5% del tiempo total de sueño.

Podemos ser fácilmente despertados durante la etapa 1 por sonido y tacto, por ejemplo, un teléfono sonando o sentir una manta cubriendo el cuerpo.

Si nos despiertan durante la etapa 1, podemos sentir como si no hubiéramos dormido en absoluto.

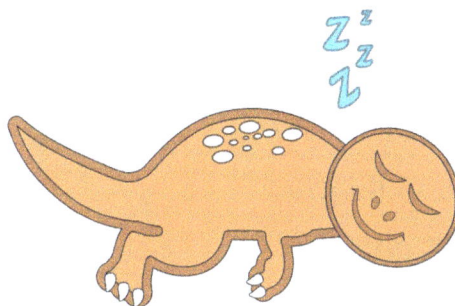

La Etapa 2 del NREM es el punto en el que se considera que las personas están realmente dormidas.

Datos sobre la etapa NREM 2

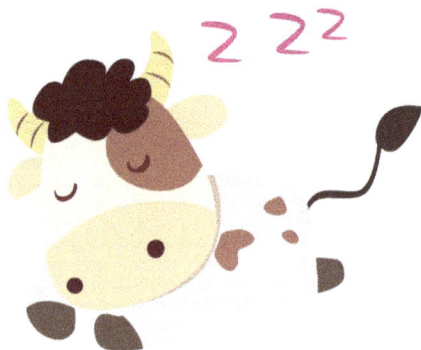

La Etapa 2 del NREM es el punto en el que se considera que las personas están realmente dormidas.

La etapa 2 del NREM es un sueño ligero, por lo que un durmiente en la etapa 2 es menos fácilmente perturbado que en la etapa 1. El teléfono debe sonar fuerte o una puerta debe cerrarse de golpe para despertar a alguien de esta etapa.

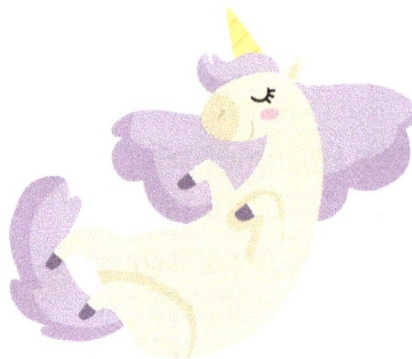

Si se despierta durante la primera mitad de esta etapa, la mayoría de las personas informan que realmente no creían que estuvieran dormidas, sino que estaban adormiladas o pensando.

Pasamos aproximadamente la mitad de nuestro tiempo total de sueño cada noche en el sueño REM de la Etapa 2.

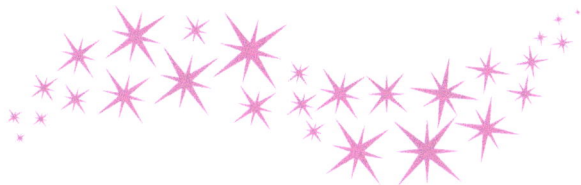

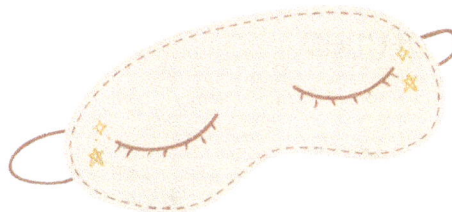

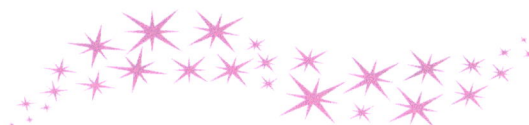

Aproximadamente a la mitad de la Etapa 2 del NREM, es poco probable que las personas respondan a algo más que un ruido o un toque extremadamente fuerte o fuerte; ¡tal vez ser sacudido podría hacer el trabajo!

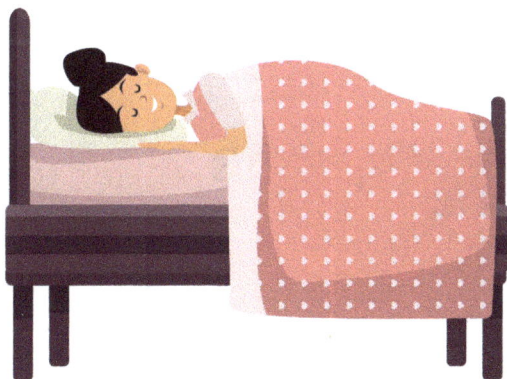

La primera vez que un durmiente llega a la Etapa 2, pasará entre 10 y 25 minutos. Esto se alarga con cada ciclo sucesivo.

Datos sobre la etapa NREM 3

La Etapa 3 del NREM se considera el inicio del sueño profundo.

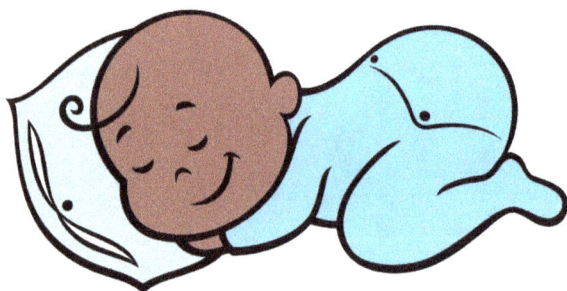

Pasamos menos del 10% de nuestro tiempo total de sueño en la Etapa 3 del NREM.

Puede que no haya sueño NREM en la etapa 3 durante la segunda mitad de la noche.

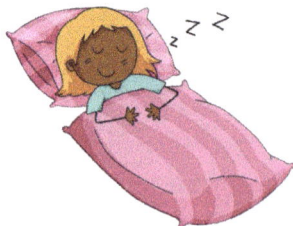

Cuando estamos en la Etapa 3 del NREM, estamos extremadamente relajados y nos volvemos aún menos propensos a responder al ruido.

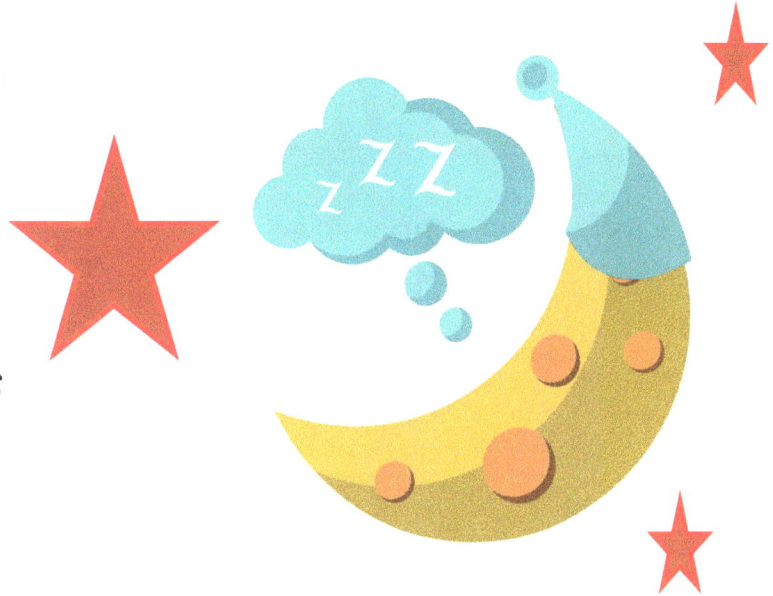

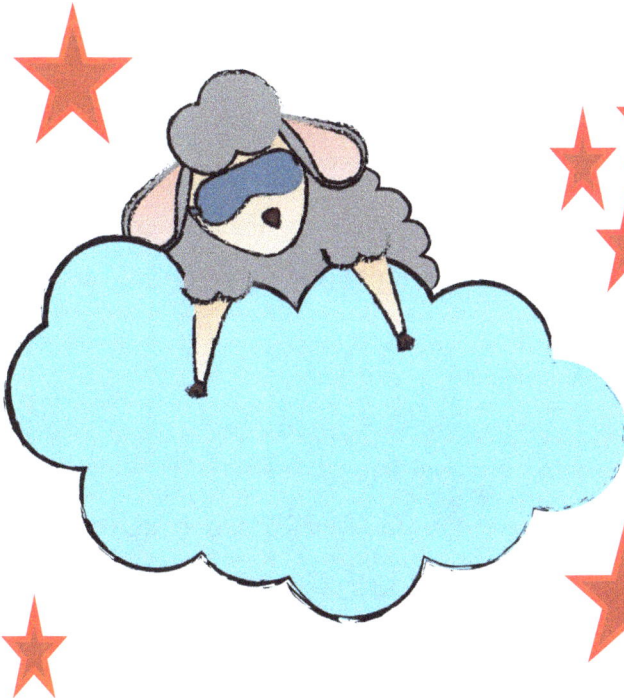

Es difícil despertar a alguien de la etapa 3 del NREM. Si se despiertan, están desorientados y no pueden pensar con claridad al principio.

Datos sobre la etapa NREM 4

La Etapa 4 es la etapa más profunda del sueño.

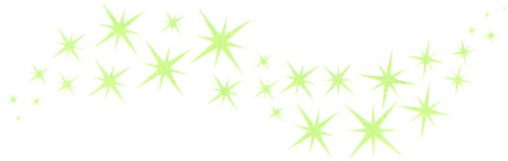

En la Etapa 4 del NREM, nuestro cuerpo está completamente relajado y apenas nos movemos. La frecuencia cardíaca, la presión arterial y la temperatura corporal están en su punto más bajo.

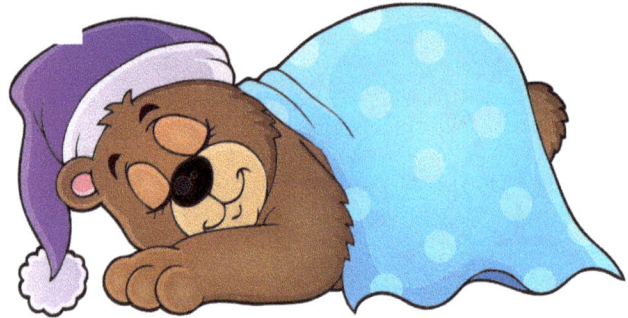

Es muy difícil despertar a alguien de la Etapa 4 del NREM.

Si alguien se despierta de la Etapa 4 del NREM, necesitará unos minutos para orientarse.

A medida que avanza la noche, el tiempo pasado en la etapa 4 del NREM disminuye e incluso deja de ocurrir.

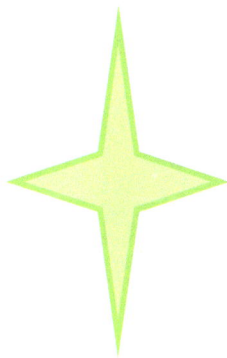

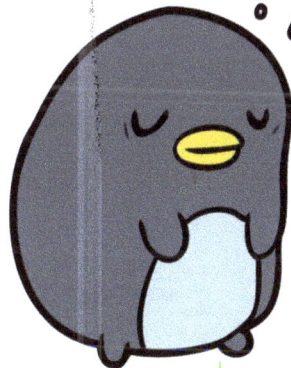

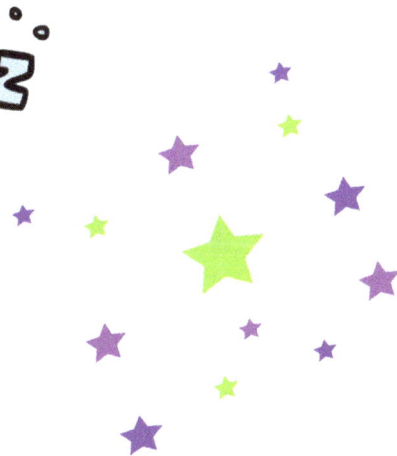

Una persona puede pasar entre 20 y 40 minutos en la etapa 4 del NREM en el primer ciclo de sueño.

En general, pasamos aproximadamente el 10-15% de nuestro tiempo de sueño en la Etapa 4 del NREM en una noche típica.

Datos sobre el sueño REM

Pasamos aproximadamente el 20-25% de nuestro tiempo total de sueño en el sueño REM.

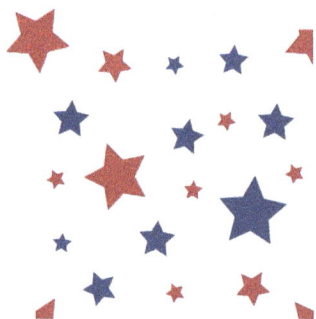

La primera etapa REM que ocurre puede durar solo entre 1 y 5 minutos, la segunda entre 12 y 15 minutos, la tercera entre 20 y 25 minutos y así sucesivamente.

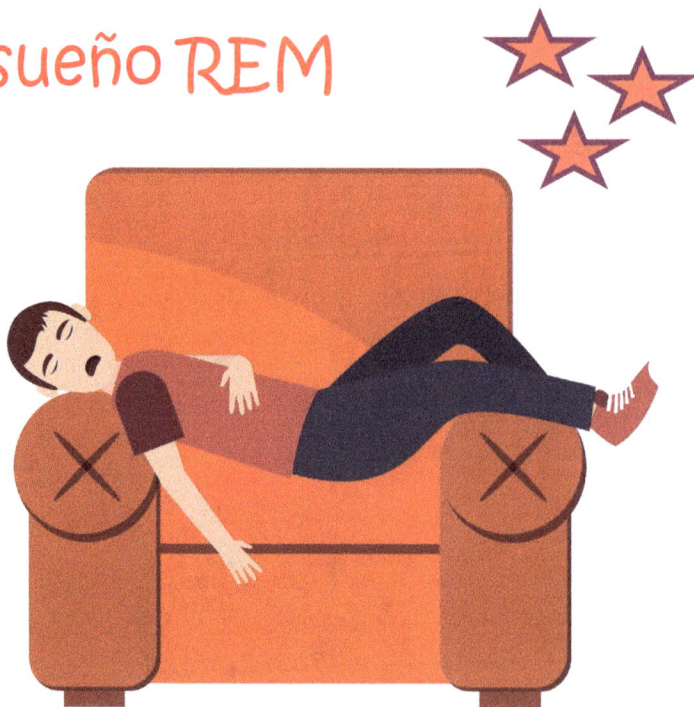

Durante el sueño REM, el patrón de ondas cerebrales es similar al producido durante el estado de alerta despierto, pero el durmiente parece completamente relajado.

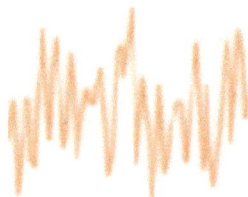

18

La mayoría de los sueños ocurren durante el sueño REM.

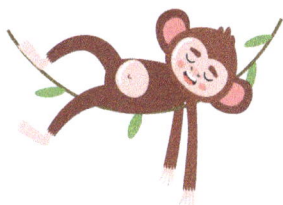

A medida que avanza la noche, el tiempo en el sueño REM aumenta y se acerca más.

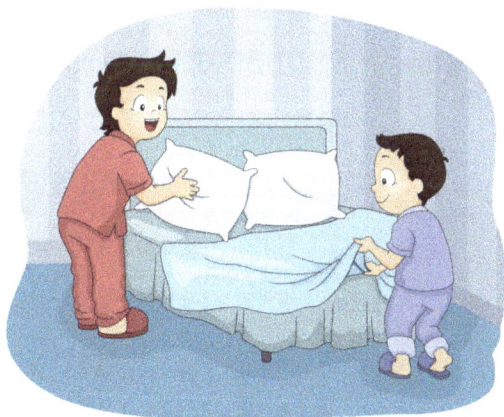

La mayoría de las personas sueñan unas pocas veces por noche, incluso si no pueden recordar sus sueños.

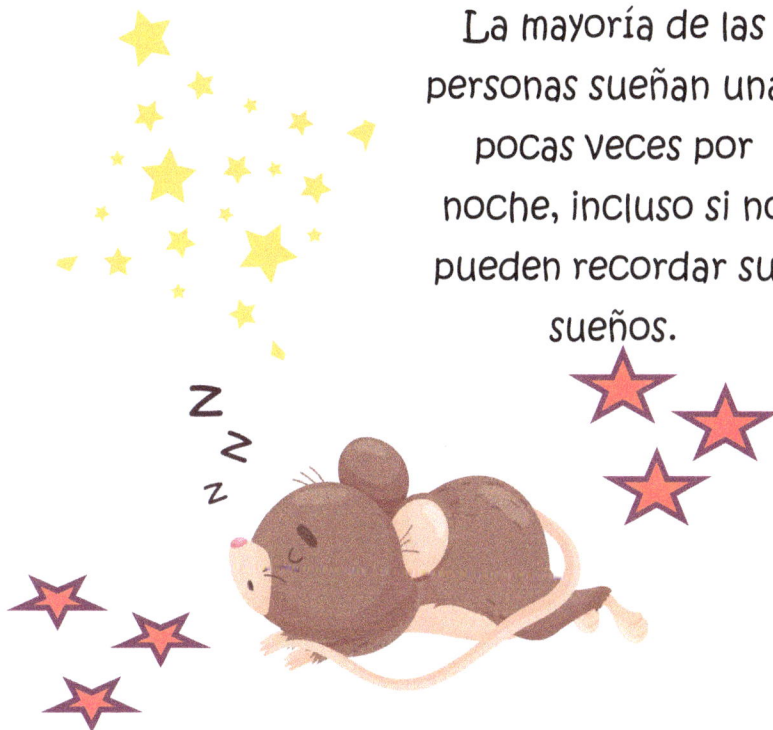

El sueño REM se caracteriza por ráfagas espontáneas de movimiento ocular rápido durante las cuales los globos oculares se mueven rápidamente bajo los párpados cerrados, moviéndose hacia adelante y hacia atrás y hacia arriba y hacia abajo.

Datos aleatorios sobre los sueños

Soñamos durante el sueño REM y no REM.

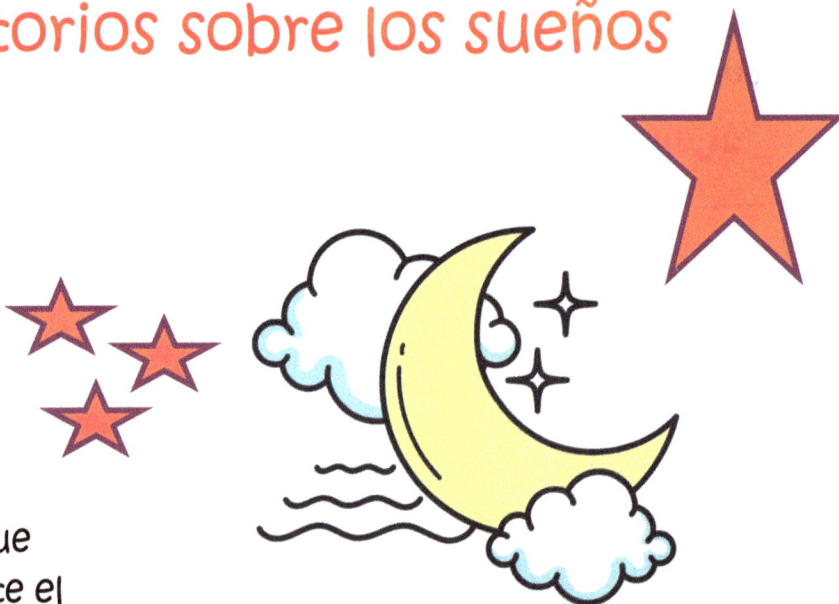

Los sueños que tenemos durante el sueño REM suelen ser más extraños que los que tenemos durante el sueño no REM, que tienden a ser repetitivos.

Hoy en día, alrededor del 10% de las personas sueñan en blanco y negro; el resto de nosotros soñamos en color. Antes de la televisión en color, solo el 15% de las personas soñaban en color.

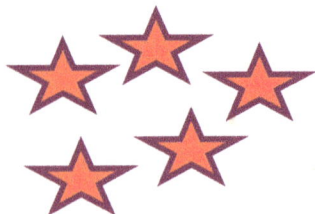

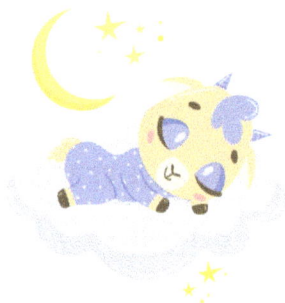

Las mujeres sueñan igualmente con hombres y mujeres, mientras que los hombres sueñan con otros hombres el 70% del tiempo.

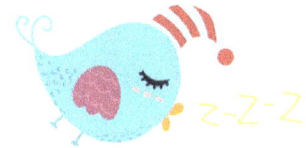

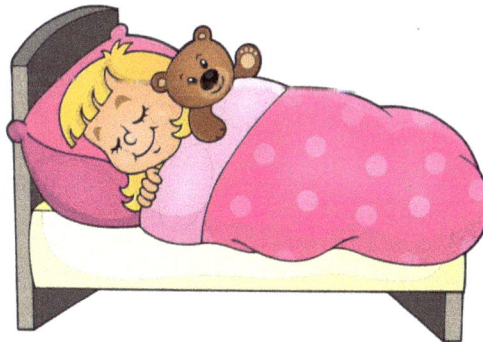

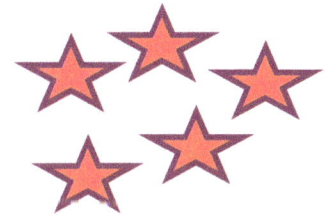

Los sueños son difíciles de recordar. Olvidas la mitad en 5 minutos después de despertar y olvidas el 90% después de otros 5 minutos.

Los humanos pasan alrededor de 6 años de su vida soñando.

No puedes soñar con caras que no hayas visto antes.

Datos aleatorios sobre los trastornos del sueño

Hay más de 80 trastornos del sueño diferentes divididos en 2 tipos principales.

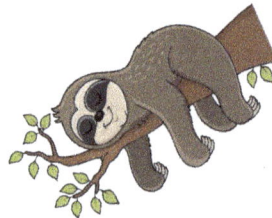

Las parasomnias incluyen interrupciones del sueño como resultado de un evento relacionado con el sueño anormal, como caminar dormido, rechinar los dientes o tener sueños aterradores.

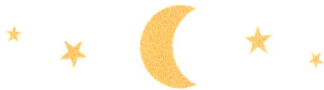

Las disomnias incluyen problemas con el ciclo sueño-vigilia, como tener problemas para conciliar o mantener el sueño, no poder mantenerse despierto o dormir en momentos inapropiados.

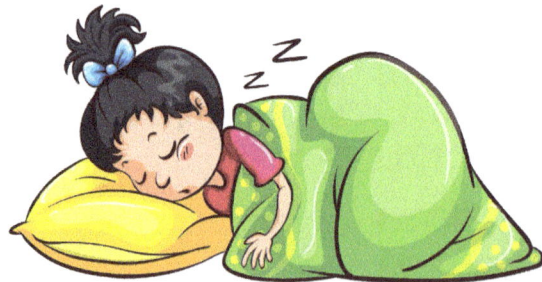

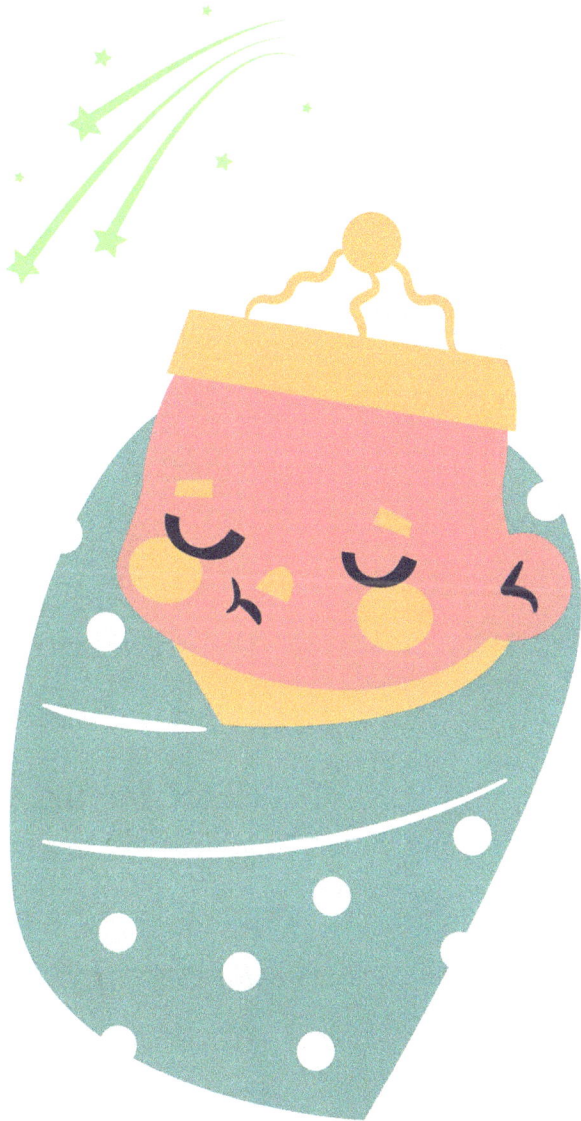

El insomnio es el trastorno del sueño más común, con un estimado del 30% de adultos que tienen síntomas de insomnio en algún momento de su vida.

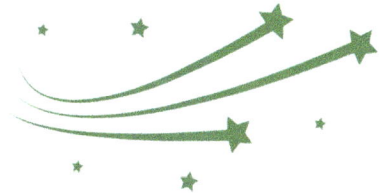

Entre el 5 y el 10% de los adultos tienen insomnio durante un largo período de tiempo.

Datos aleatorios sobre el sonambulismo

El nombre científico para caminar dormido es sonambulismo.

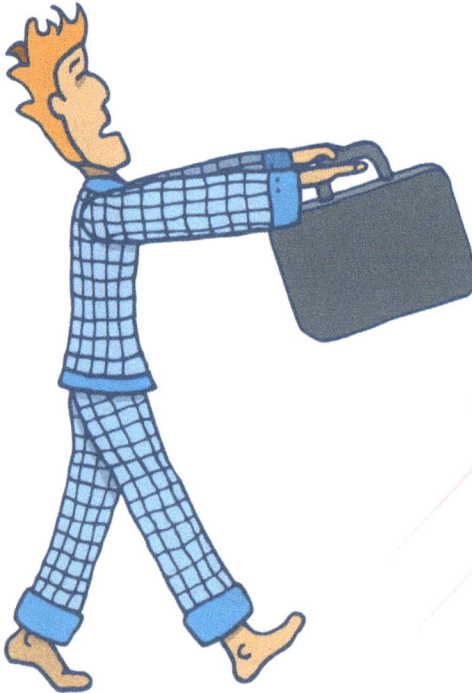

Caminar dormido implica levantarse de la cama mientras aún se está dormido y caminar, y puede incluir realizar otros comportamientos

Un sonámbulo generalmente regresará a la cama, se acostará y continuará durmiendo sin despertar si se le deja solo.

Se cree que hasta el 15% de la población son sonámbulos.

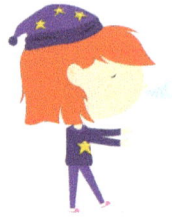

Los episodios de sonambulismo pueden ocurrir hasta 3 o 4 veces por semana.

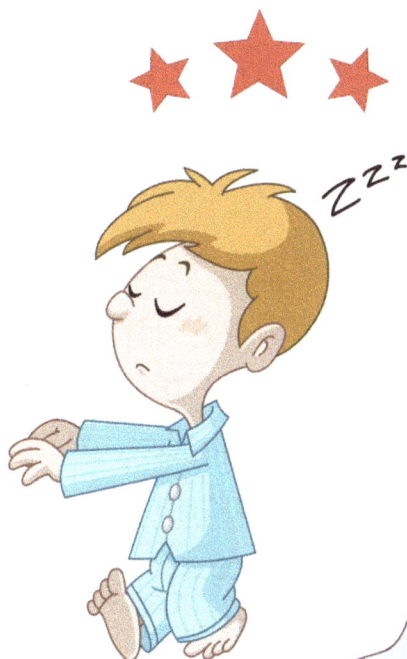

El sonambulismo es muy común en niños. Se cree que entre el 10 y el 30% de los niños han tenido al menos un episodio de sonambulismo y que el 2-3% camina dormido a menudo.

Generalmente, un episodio de sonambulismo solo dura unos minutos y rara vez más de 15 minutos, pero se ha registrado sonambulismo que duró hasta una hora.

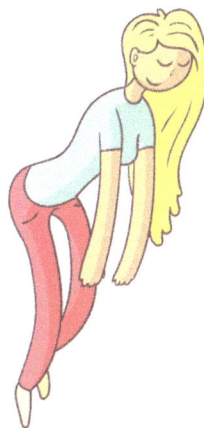

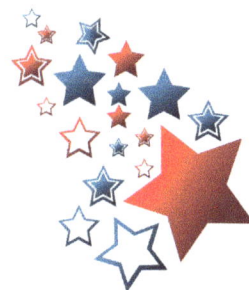

El sonambulismo generalmente ocurre durante el sueño profundo de las etapas 3 y 4 del NREM.

Datos aleatorios sobre la privación del sueño

Cuando no dormimos lo suficiente, experimentamos privación del sueño.

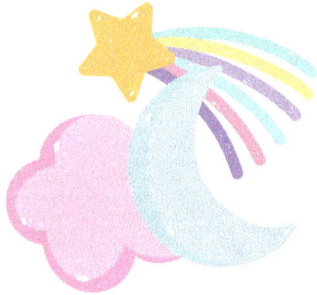

La privación parcial del sueño ocurre cuando dormimos menos de lo que normalmente se requiere.

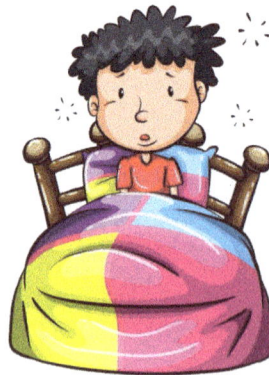

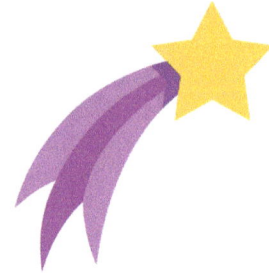

La privación total del sueño ocurre cuando no dormimos en absoluto durante un período corto o largo de tiempo.

La privación del sueño afecta nuestra capacidad para procesar nuestras propias emociones, comprender las emociones de los demás y manejar nuestras reacciones emocionales.

El récord del tiempo más largo que alguien ha pasado sin dormir es de 18.7 días.

Cuando las personas están privadas de sueño, pueden caer en un microsueño. Un microsueño es un período muy breve de sueño que dura hasta unos segundos mientras una persona está despierta.

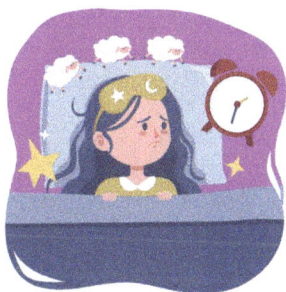

La privación del sueño afecta nuestra capacidad para prestar atención.

La privación del sueño puede afectar nuestra capacidad para controlar nuestro comportamiento, por ejemplo, ser travieso o tomar decisiones tontas.

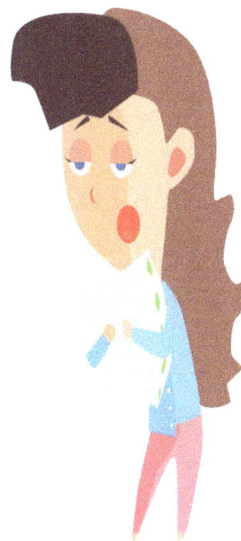

Se sabe que la privación del sueño está relacionada con tasas más altas de lesiones físicas.

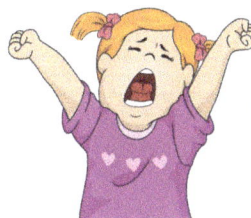

La privación del sueño afecta negativamente la velocidad y precisión del pensamiento.

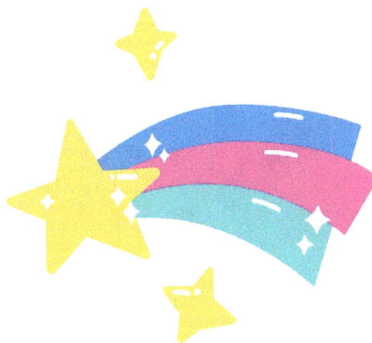

Datos para ayudarte a dormir

Tener un horario regular de sueño, es decir, despertarse e irse a la cama a la misma hora todos los días (incluido el fin de semana) te ayudará a dormir mejor.

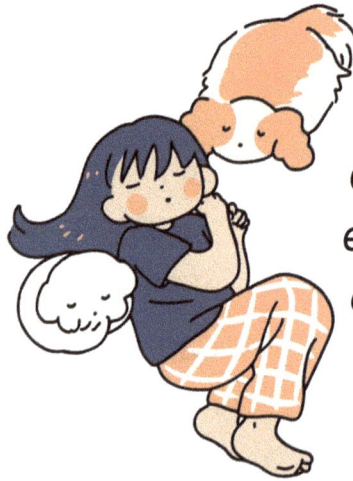

Evitar actividades desagradables, conversaciones y pensar en problemas justo antes de acostarse te ayudará a dormir mejor.

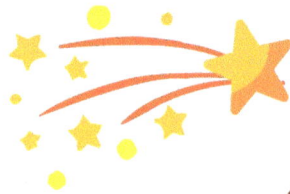

Asegúrate de obtener suficiente luz natural durante el día, esto ayuda a mantener tu ciclo de sueño-vigilia y, por lo tanto, dormirás mejor.

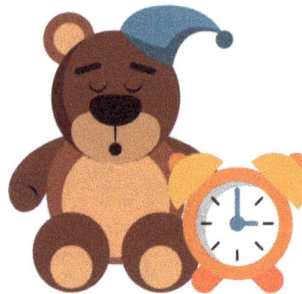

Hacer ejercicio durante el día, preferiblemente por la mañana o al menos 4 horas antes de acostarse puede ayudarte a dormir mejor.

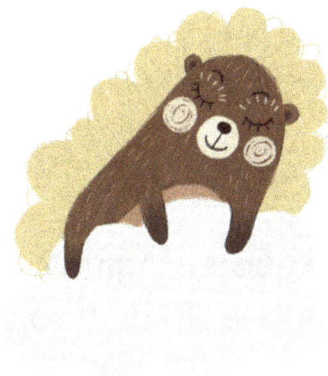

No realices actividades que causen mucha emoción o movimiento excesivo (esto incluye ejercicio y jugar videojuegos), estas no te ayudarán a dormir; de hecho, te despertarán y dificultarán el inicio del sueño.

Tomar una siesta que dure más de 30 minutos o muy cerca de la hora de acostarse no te ayudará a dormir mejor.

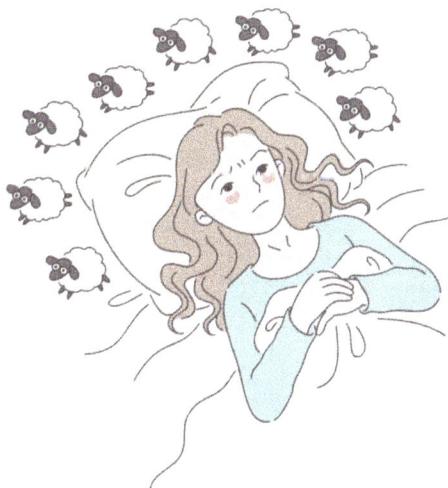

Cuando no puedas dormir, debes levantarte de la cama e ir a hacer otra cosa.

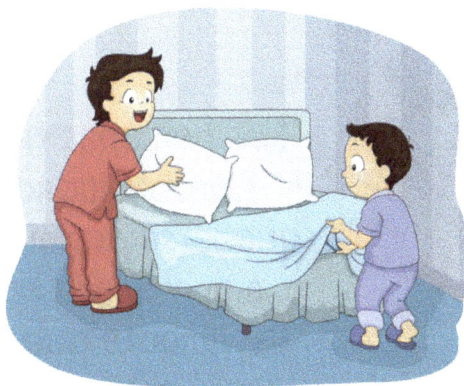

Datos aleatorios sobre el sueño

Después del nacimiento de un hijo, los padres pierden entre 400 y 750 horas de sueño en el primer año.

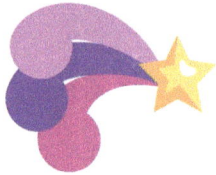

La gente dormía un promedio de 9-10 horas por noche antes de la invención de la electricidad.

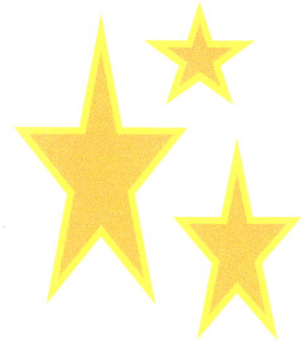

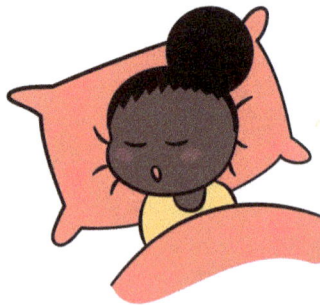

En estos días, el 30% de los adultos duermen menos de 7 horas por noche.

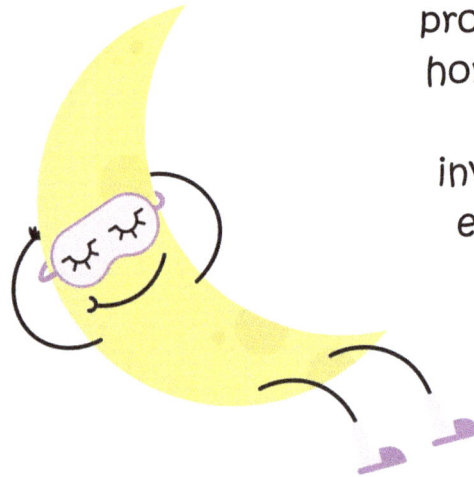

Las personas tienen más probabilidades de quedarse dormidas a las 2 a.m. y a las 2 p.m. más fácilmente que en otros momentos.

Casi todo lo que sabemos sobre el sueño se descubrió en los últimos 50 años.

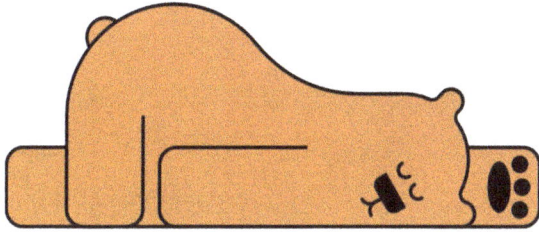

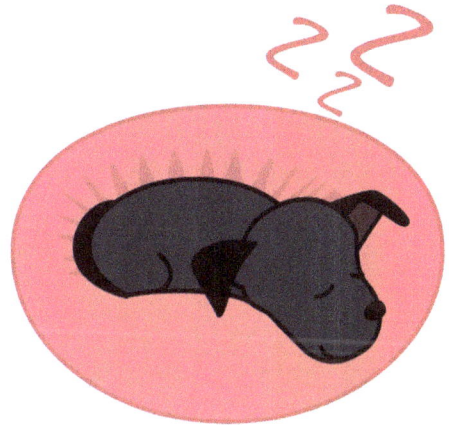

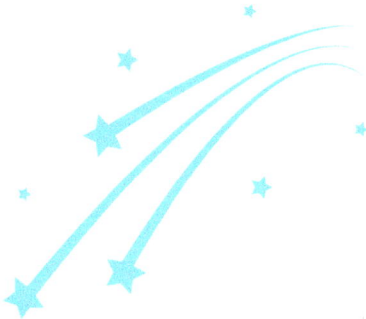

Solo podemos roncar durante el sueño NREM.

Los adultos que regularmente duermen menos de 7 horas por noche tienen más probabilidades de enfermarse que aquellos que duermen más de 7 horas cada noche.

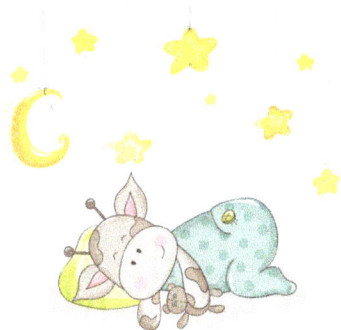

Los requisitos de sueño cambian con la edad. Desde el nacimiento, la cantidad total de tiempo que pasamos durmiendo disminuye gradualmente a medida que envejecemos.

Más datos aleatorios sobre el sueño

Según la NASA (sí, la gente del espacio), la siesta perfecta dura exactamente 26 minutos.

Las personas no pueden estornudar mientras duermen, es imposible.

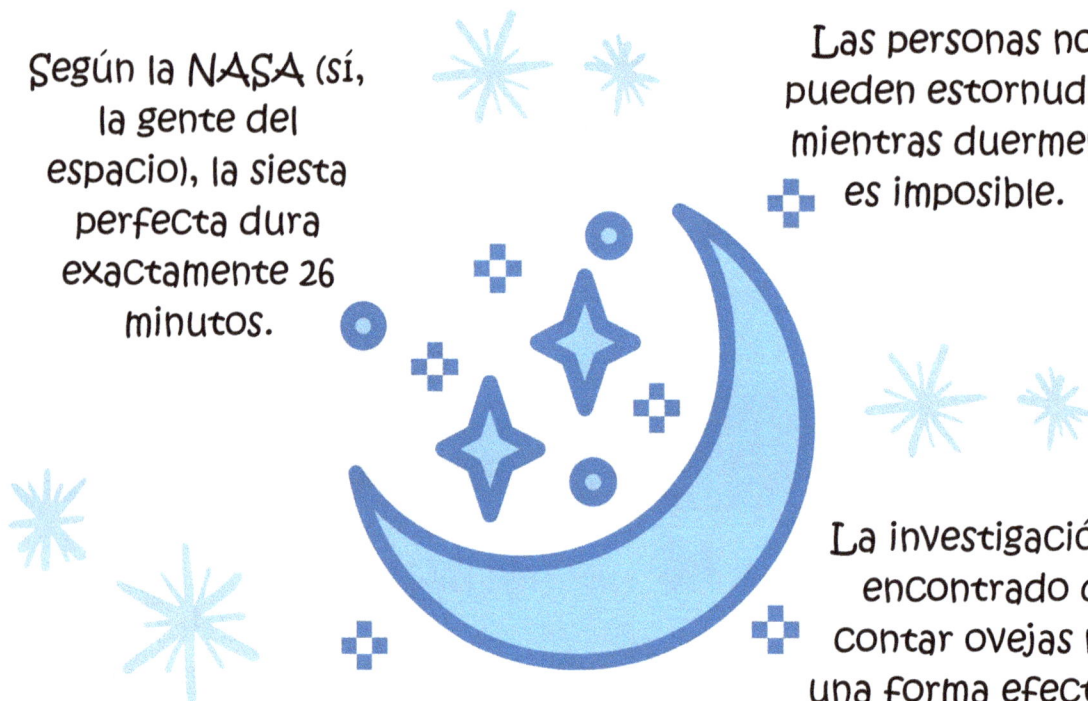

La investigación ha encontrado que contar ovejas no es una forma efectiva de invitar al inicio del sueño. Parece ser demasiado aburrido; imaginar un paisaje tranquilo generalmente funciona mejor.

La mayoría de las personas queman menos calorías mientras ven televisión que cuando están dormidas.

Usar dispositivos electrónicos en las dos horas antes de acostarse puede afectar su sueño. Emite luz azul que engaña a tu cerebro haciéndole creer que es de día.

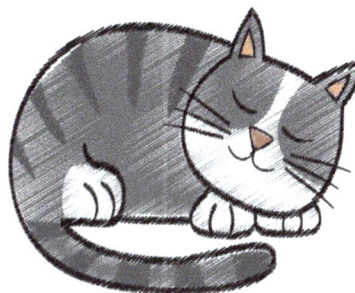

Los humanos son los únicos mamíferos que retrasan voluntariamente el sueño.

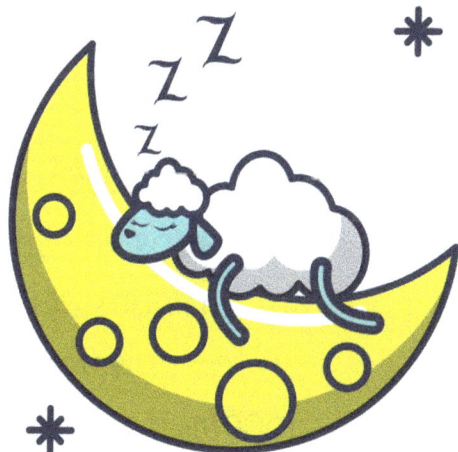

Mientras duerme, el cerebro filtra selectivamente los ruidos que podrían despertarlo mientras duerme, especialmente los ruidos que no sugieren que esté en peligro.

Aún más datos aleatorios sobre el sueño

A la persona promedio le toma 7 minutos quedarse dormida.

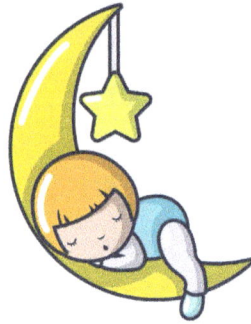

Cada hijo adicional en un hogar aumenta en un 46% el riesgo de una madre de sufrir privación del sueño.

Las personas que pierden su capacidad para ver durante la vida aún pueden ver en sus sueños.

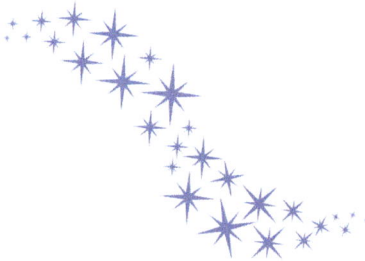

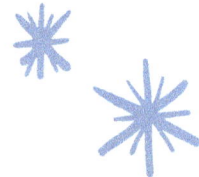

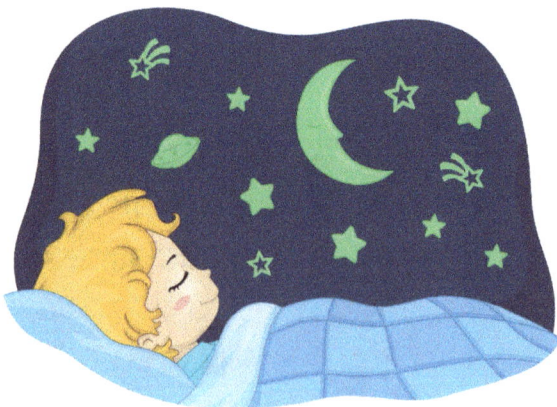

Para proteger sus peinados elegantes, los antiguos egipcios ricos dormían con incómodos soportes para el cuello en lugar de almohadas.

Antes de que se inventaran los relojes despertadores, las fábricas empleaban a personas para golpear las ventanas de las habitaciones de sus trabajadores con un palo largo, para asegurarse de que llegaran al trabajo a tiempo.

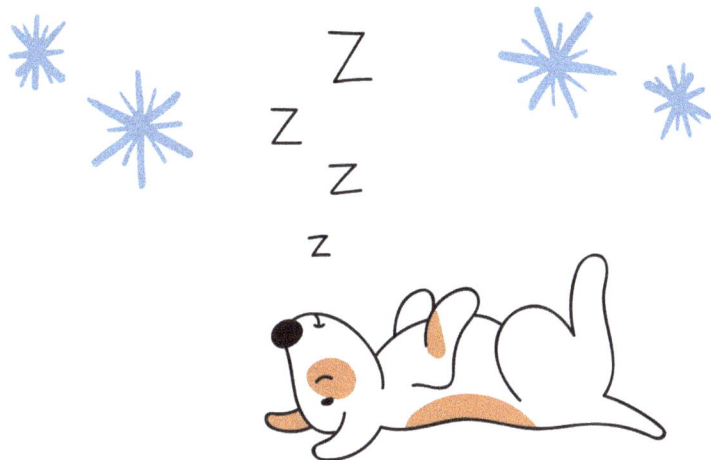

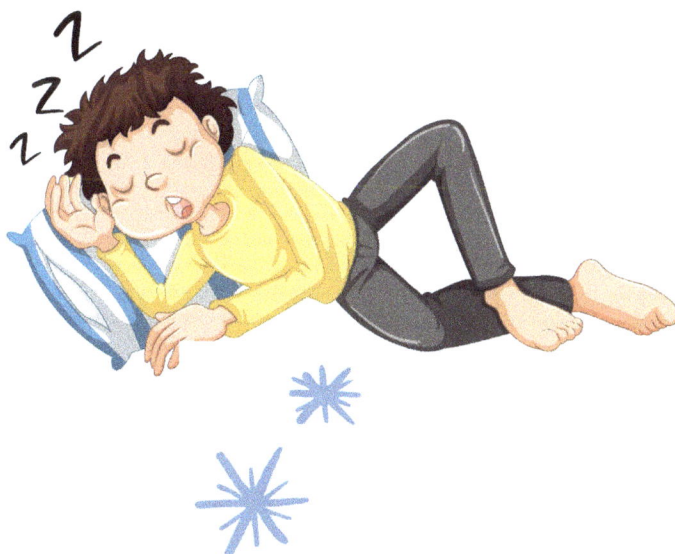

La somnifobia es el miedo a quedarse dormido.

La oneirofobia es el miedo a las pesadillas o los sueños.

La clinomanía es el impulso irresistible de quedarse cómodamente en la cama todo el día, mientras que la disania es la palabra para esa sensación cuando acabas de despertar y realmente no quieres levantarte de la cama.

Datos aleatorios sobre el sueño animal

Los koalas pueden dormir entre 18 y 20 horas todos los días.

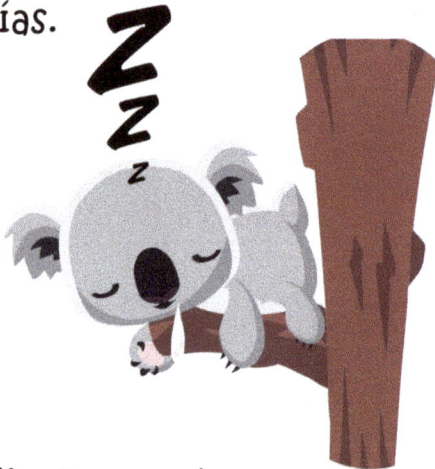

Los caracoles pueden dormir durante tres años seguidos.

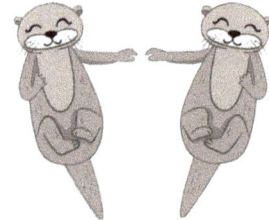

Las jirafas pueden arreglárselas con un promedio de menos de 2 horas de sueño por noche.

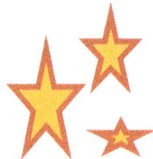

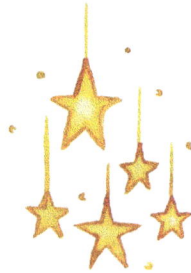

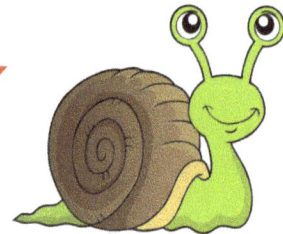

Las nutrias marinas duermen tomadas de las manos para no alejarse unas de otras.

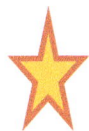

Las vacas y otros animales con pezuñas duermen de pie.

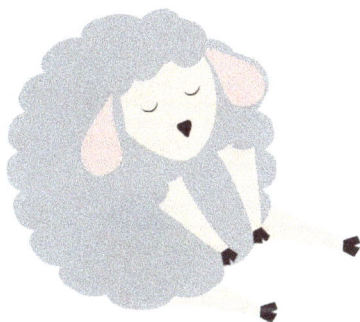

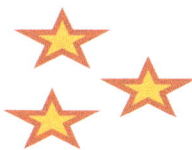

Los perezosos y los murciélagos duermen colgando boca abajo.

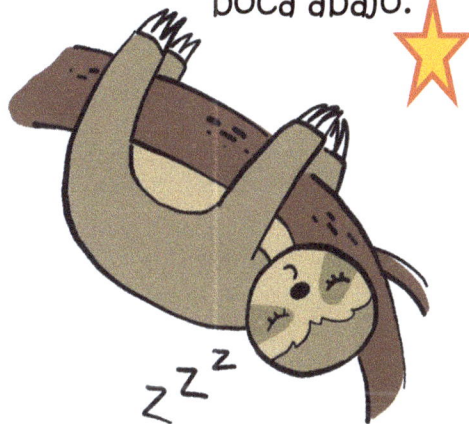

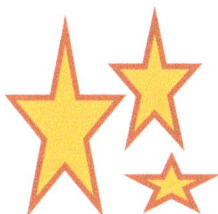

Los animales nocturnos como las zarigüeyas y los wombats duermen durante el día.

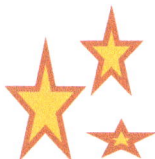

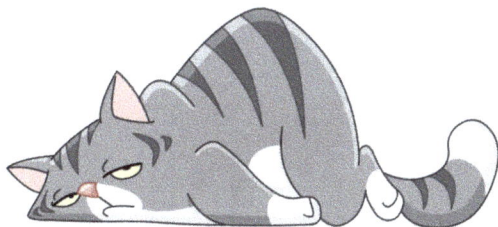

Cuando las ballenas y los delfines duermen, solo la mitad de su cerebro descansa a la vez para que puedan salir a respirar.

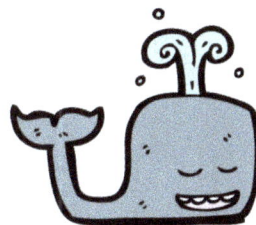

Los gatos duermen el 70% de sus vidas.

Otros títulos en la serie Datos Aleatorios

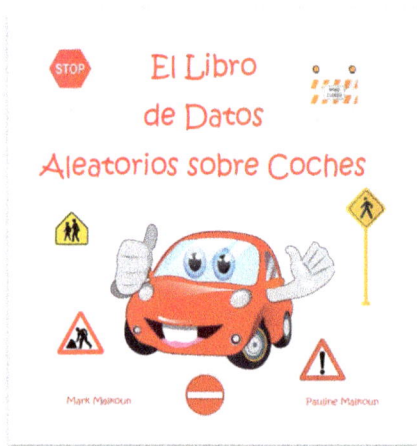
El Libro de Datos Aleatorios sobre Coches

Mark Malkoun

Pauline Malkoun

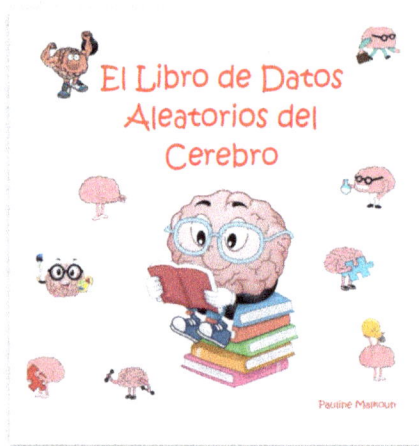
El Libro de Datos Aleatorios del Cerebro

Pauline Malkoun

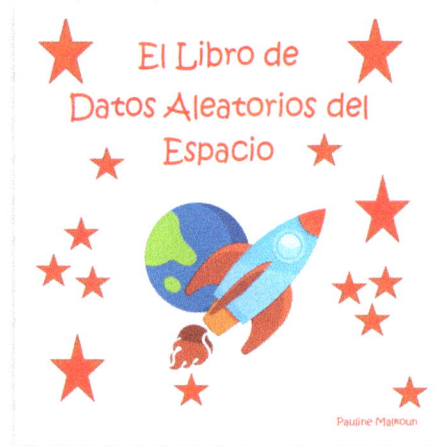
El Libro de Datos Aleatorios del Espacio

Pauline Malkoun

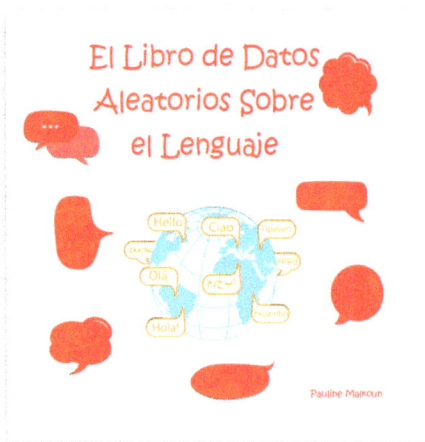
El Libro de Datos Aleatorios Sobre el Lenguaje

Pauline Malkoun

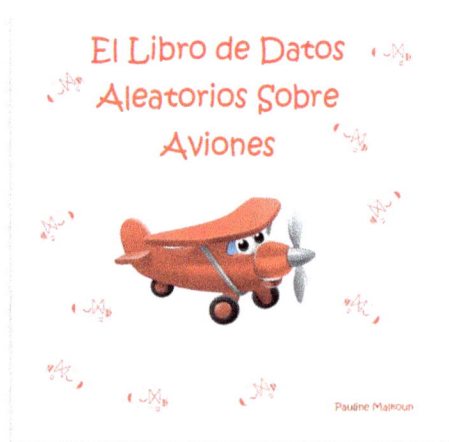
El Libro de Datos Aleatorios Sobre Aviones

Pauline Malkoun

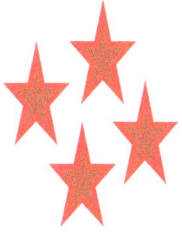

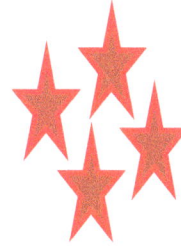

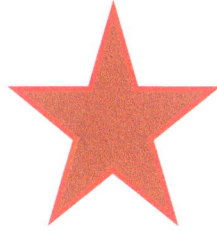

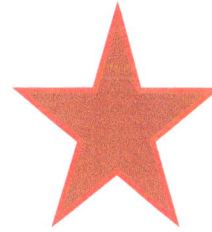

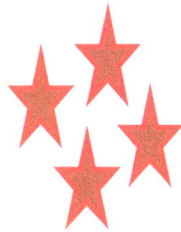

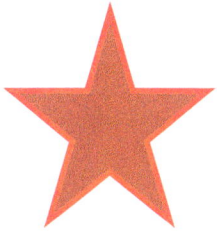

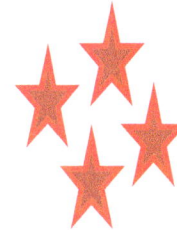

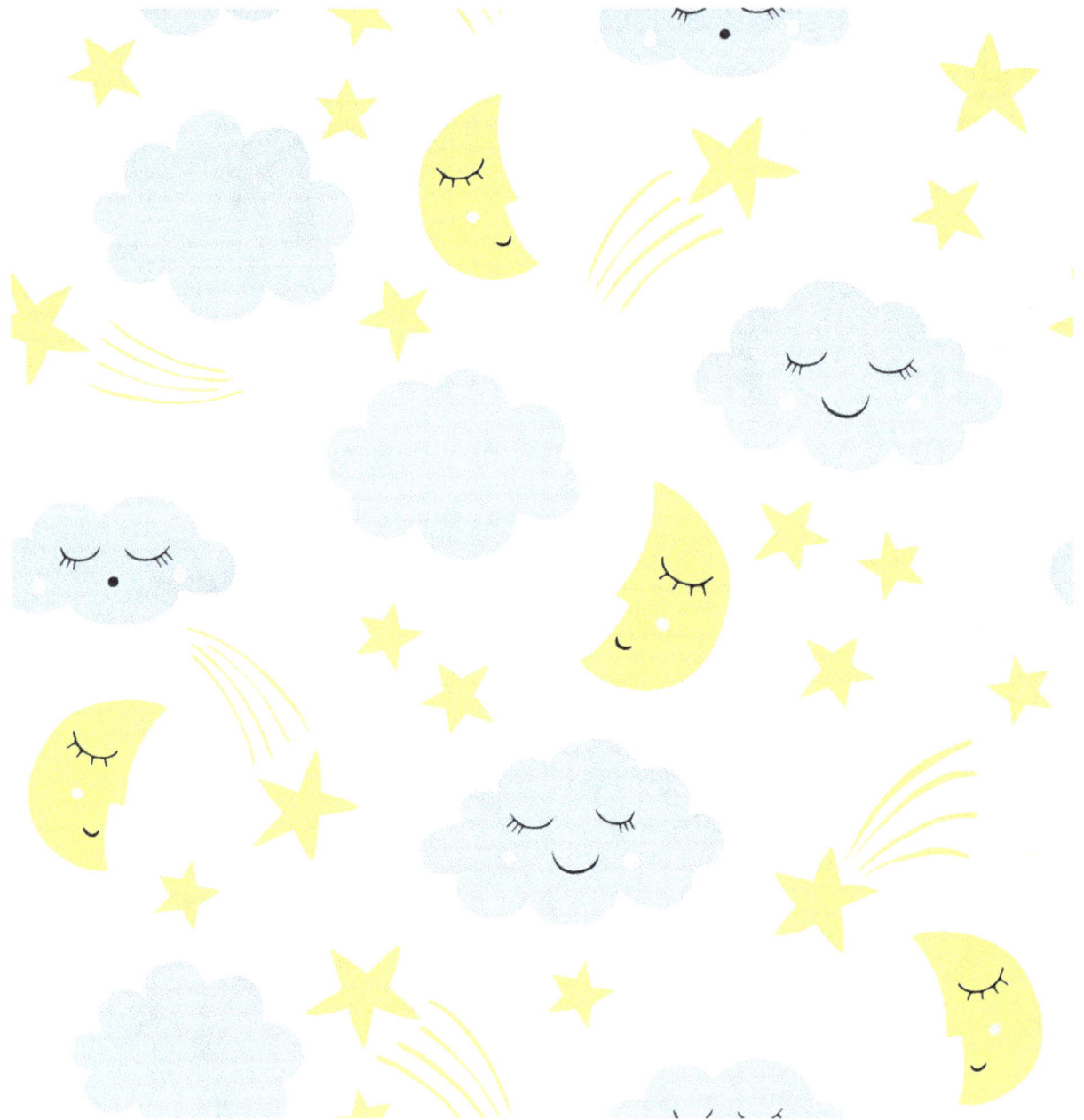

www.ingramcontent.com/pod-product-compliance
Lightning Source LLC
Chambersburg PA
CBHW080428030426
42335CB00020B/2639